Besprechen lernen

Petra Moje

Besprechen lernen

Ein Leitfaden

Bibliografische Information der Deutschen National-bibliothek:
Die Deutsche Nationalbibliothek verzeichnet diese Publikation in der Deutschen Nationalbibliografie; detaillierte bibliografische Daten sind im Internet über http://dnb.dnb.de abrufbar.

Herstellung und Verlag: BoD – Books on Demand, Norderstedt

ISBN: 978-3-744- 80063-1

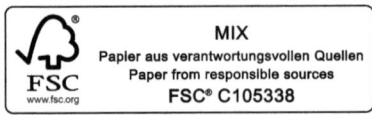

Inhalt

Einleitung

Das Besprechen (oder Raten, Beschreien, Beschwören und Böten - wie es regional ebenso benannt wird) beruht auf dem Wissen um Worte und Sprüche, die sich als heilsam erwiesen haben. Ganz gezielt richtet man seine konzentrierte Ansprache an bestimmte Körperteile oder explizit an einzelne Erkrankungen. Warum sich eine Besserung oder gar Heilung einstellt, ist nie wissenschaftlich untersucht worden. Wäre das Besprechen aber wirkungslos, hätte es sich niemals über so viele Generationen hinweg gehalten.

Traditionell wird diese Kunst innerhalb bestimmter Familien weitergegeben. Auch mein Großvater war des Besprechens kundig und machte mich Schritt für Schritt damit vertraut. Mittlerweile bin ich vielen anderen Menschen begegnet, die diese Heilkunst anwenden. Wir tauschten unsere Verse aus und sie funktionierten unabhängig davon, aus welcher Familie sie ursprünglich gekommen waren. Weil ich zutiefst davon überzeugt bin, dass wir alle eine große Familie sind und jeder das Besprechen erlernen kann, möchte ich mein Wissen mit dir teilen. Im vorliegenden Buch habe ich 48 Verse mit ihren Wirkungsweisen für verschiedenste Krankheiten von A-Z, insbesondere aber auch gegen Warzen und Gürtelrose zusammengetragen.

Erlerne den Background, die Handhabung, die Individualisierung der Verse sowie die Heilung und Regeneration von körperlichen, geistigen und seelischen Prozessen zu beschleunigen - für dich selbst und für andere.

Herzlich willkommen!

Ein paar Worte zu mir:

Mich haben schon immer ungewöhnliche und unsichtbare Dinge gereizt. Techniken und Möglichkeiten, die schnell und unkompliziert helfen. Das, was du nicht sehen kannst, was aber dennoch wirkt und häufig sogar besser oder auch schneller als die sichtbaren Dinge. Es ist kein Zufall, dass gerade das Besprechen von Warzen und Gürtelrosen am bekanntesten ist. Nicht jeder, der mit dem auslösenden Virus Kontakt hat, entwickelt die lästigen Knötchen. Warzen treten in manchen Lebensphasen gehäuft auf, dann wieder über eine längere Zeit hinweg gar nicht. Mittlerweile gibt es Studien, die den Erfolg des Warzen-Besprechens nachgewiesen haben und es gibt Ärzte, die es anwenden.

Gerade weil ich von meinem Opa wusste, wie verblüffend die Ergebnisse bei solchen

Besprechungen sein können, wollte ich mehr darüber erfahren. Das erste Buch über alternative Heilmethoden kaufte ich mir noch während meiner Schulzeit von meinem Taschengeld. Es handelte unter anderem vom Heilen mit Senf, Quark und Kohlwickeln. Immer größer wurde meine Neugier darauf, was alles möglich ist. Und mich faszinierte die Tatsache, dass so Vieles aus unserem Alltag heilende Wirkung haben kann. Später wurde ich Heilpraktikerin.

Heute würde ich mich als spirituelle Frau bezeichnen, die dabei gleichzeitig in höchstem Maße bodenständig geblieben ist.

Neben den vielen Aus- und Fortbildungen die ich besuchte, den vielen inspirierenden Menschen, von denen ich lernen durfte und die mich umgaben, waren wohl am prägendsten die heilenden Hände meines Opas. Seine guten Besprechungen durfte ich von klein auf erfahren.

Wenn er mir als Kind seine Hände auf die Stirn legte und seine Verse leise murmelte, verschwanden Kopfschmerzen wie von Geisterhand. Er lächelte nur, drückte mir einen Kuss auf dir Stirn und sagte: „Na, denn mal los, du kannst wieder spielen gehen."

Das war meine Welt. Alles schien mir völlig normal und vor allem ganz einfach. Leider verstarb mein Opa viel zu jung. Trotzdem wurde ich durch ihn und seine „unsichtbaren Möglichkeiten" geprägt.

Mein Opa war als Sanitäter im Krieg tätig gewesen. Die Soldaten verehrten ihn wegen seiner heilenden Hände. Nach dem Krieg arbeitete er als selbstständiger Friseurmeister. Mittlerweile weiß ich, dass es ganz früher den Beruf des Baders gab. Er war auch gleichzeitig Friseur und Heilkundiger gewesen. Seine Kunden besprach mein Großvater fast nebenbei – denn Besprechen ist einfach!

Für mich und auch meine heutige Familie ist es völlig normal, daran zu glauben und auch Dinge wahrzunehmen - oder sogar zu sehen, die andere Menschen nicht zur Kenntnis nehmen.

Herzliche Erinnerungen und eine tiefe innige Liebe verbinden mich bis heute mit meinem Opa. Er war mein Türöffner für energetische Prozesse, gab mir Zuversicht in die Kraft meiner eigenen Hände und hinterließ mir die Verse zum Besprechen. Dafür bin ich ihm unendlich dankbar!

Glücklich bin ich auch, dass ich mehrere ältere Damen treffen durfte, die mich bei der Umsetzung des Besprechens unterstützten und die Verse ihrer Familien an mich weitergaben.

Bisher habe ich nur gelegentlich Verse an Freunde weitergegeben und Webinare zum Thema gehalten. Jetzt freue ich mich darauf,

JEDEN, den es interessiert, in diese Methode einzuweihen.

Im Folgenden verwende ich häufig den Begriff des „Gegenübers". Damit meine ich diejenigen, die zu dir kommen und sich besprechen lassen wollen.

So, jetzt soll es aber auch losgehen.

Ich freue mich sehr für dich und hoffe, du findest in diesem Büchlein Verse, die dir und anderen helfen, sich schnell zu regenerieren und/oder wieder gesund zu werden.

Gutes Gelingen dafür!
Petra Moje

1. Einführung

1.1. Besprechen ist einfach!

Viele Menschen behaupten, dass es eine Gabe ist, die nur innerhalb der Familie weitergegeben wird. Schließlich war es über Generationen doch so. Jedes Dorf kennt diese alten Damen oder auch Herren, die so leise und unverständlich Verse vor sich hin murmeln. Ja, es war schon immer so, doch es muss nicht so bleiben. **Wissen ist Allgemeingut** und sollte jedem zur Verfügung stehen. Wenn du interessiert bist und mehr darüber wissen möchtest, dann bist du hier genau richtig!

JEDER kann das Besprechen erlernen!
Und ich zeige dir, wie es geht.

1.2. Traditionelles Weitergeben der Verse

In den meisten Familien ist es Tradition, dass die Verse zum Besprechen mündlich an den Nachfolger weitergegeben werden. Das funktioniert über ein Buch natürlich nicht. Deshalb bitte ich dich, in Achtung der Tradition, dich hinzusetzen und handschriftlich die Verse in ein kleines Buch oder Heft zu übertragen. Dieses verwendest du dann in der Phase des Erlernens, bis du sie auswendig kannst. Bei über 40 Versen kannst du auch schon mal etwas vergessen. Es ist also nicht schlimm, wenn du dir deine Notizen zur Hand nimmst. Schreibe dir zusätzlich Kartei-karten, auf denen du Themen zum Bespre-chen zusammenfasst. Zum Beispiel eine Karte mit allen Versen gegen Warzen, eine für die, die gegen Gürtelrose helfen, eine für Entzündungen. Auf den Karteikarten kannst du auch Zusatzbemerkungen oder Erfahrun-gen notieren.

1.3. Der Erfolg des Besprechens

Das Besprechen ist einfach:
Zuerst ist es wichtig, dass du von dem, was du machst, absolut überzeugt bist.
Dann brauchst du Verse, die du leise auf-sagst.
Außerdem jemanden im Gegenüber, der noch nicht einmal an das Besprechen glau-ben muss, sondern in erster Linie an das, was DU tust.
DANN ist dir der Erfolg sicher.

Solltest du selbst als Besprechender hin und wieder Zweifel haben, dann bedanke dich für all die zuvor geschehenen Heilungen und Regenerationen. Sei dankbar und richte dich generell positiv aus! Das Besprechen wirkt. An sich zu zweifeln, das Beste geben zu wollen, spricht nur für dich. Vertraue darauf, dass alles gut ist.

1.4. Wirkt das Besprechen bei jedem?

Das Besprechen wirkt bei Säuglingen, Kindern, Erwachsenen und Tieren.
Es wirkt sowohl im direkten Kontakt, als auch auf Distanz. Siehe auch: Besprechen auf Distanz, Seite 32.
Es kann dir passieren, dass du einmal nicht erfolgreich bist. Was tun?
Zum Ende des Besprechens bitte darum, ca. drei Monate später eine Rückmeldung zu erhalten, ob sich der Erfolg eingestellt hat oder nicht. Wenn nicht, darf derjenige wiederkommen und du besprichst noch einmal. Zögere diesen Termin ruhig ein paar Tage hinaus, denn das Telefonat reicht häufig schon, um das Thema zu beheben. Sollte dies nicht der Fall sein und du besprichst erneut, dann bitte wiederum dein Gegenüber um Auskunft nach ein paar Wochen. In den meisten Fällen ist die Heilung oder Regeneration erfolgt. Falls nicht, dann sind es die wenigen Fälle, wo vermutlich die Chemie nicht stimmt. Das kann passieren. Es liegt

nicht an dir. Hier wirken Kräfte, die du einfach nicht beeinflussen oder begreifen kannst. Mach dir also bitte in solch einer Situation keine Gedanken. Bleibe dankbar und bespreche wie bisher. Geht der derjenige dann zu einem anderen Besprecher, ist der Grund des Besprechens meist schnell behoben.

Umgekehrt ist es genauso. Es kann jemand zu dir kommen, der zuvor erfolglos woanders war und bei dir klappt es mit Leichtigkeit.

1.5. Besprechen erfolgt auf eigene Verantwortung

Derjenige, der zu dir zum Besprechen kommt, sollte aus freiem Willen kommen. Wenn du Minderjährige besprichst, solltest du um Begleitung eines Erziehungsberechtigten bitten. Das Besprechen erfolgt immer auf eigene Verantwortung!

1.6. Besprechen erfordert Stillschweigen

Das Besprechen sollte dem Schweigegebot unterliegen.

Mitgebrachte oder gesendete Daten, Briefe, Dateien, Fotos, Nachrichten etc. solltest du nach den vereinbarten Terminen zum Besprechen löschen oder verbrennen.

1.7. Heilversprechen

Das Diagnostizieren und Therapieren von Krankheiten ist Ärzten und Heilpraktikern vorbehalten. Heilversprechen dürfen nicht ausgesprochen werden.

1.8. Das, was heilt

Das, was letztendlich zur Heilung führen kann, ist der Glaube an DAS, was wirken kann.

Ob du es Gott, eine höhere Macht, die Quelle, den Glauben an sich oder gänzlich anders benennst, spielt kaum eine Rolle.

Derjenige, den du besprichst, muss auch keiner Religion angehören. Er sollte nur an dich und deine Intention, ihm Heilung, Erleichterung und Verbesserung zu vermitteln, glauben.

Eine Ausnahme bilden Babys und Kleinkinder. Hier zählt der Glaube der Mutter oder der begleitenden Person, die das Kind zu dir bringt. Die Kinder vertrauen ihrer Bezugsperson. Sie vertrauen auf das, was kommt – sie sind gänzlich unvoreingenommen. Vielleicht wirkt das Besprechen auch deshalb bei ihnen besonders schnell.

In jedem Fall behandelt dein Gegenüber sich durch eigene Erwartungshaltung mit. Du kannst im übertragenen Sinne einen Schlüssel für ihn ins Schloss stecken, doch dass der Schlüssel umgedreht wird und es tatsächlich zur Heilung kommt, entscheidest nicht du.

Wohl aber kannst du deine Überzeugung auf dein Gegenüber übertragen, dir ganz sicher sein, dass es funktioniert.

2. Das traditionelle Handwerk

2.1. Die Handhabung – das Sprechen der Verse

Um mit einem Vers zu arbeiten, gebe ich dir traditionelles Handwerkszeug weiter. Es ist ein einfacher, sich wiederholender Prozess des Besprechens.

Du wählst den passenden Vers und sprichst ihn leise 3 x komplett aus. Hierbei hältst du zum Beispiel deine Hände an den Kopf, wenn es Kopfschmerzen sind, oder über die Warzen, die Gürtelrose etc.

Dann beginnt das Ritual:

1. Schritt: Sprich den Vers drei Mal aus und ziehe anschließend das Kreuz von oben nach unten (siehe Abbildung) und sage dazu „Im Namen des Vaters".

2. Schritt: Nun sprich den Vers erneut drei Mal hintereinander, danach ziehe das Kreuz bis nach unten durch und sage dazu „Im Namen des Vaters und des Sohnes".

3. Schritt: Die Verse werden erneut drei Mal hintereinander aufgesagt, nun ziehst du anschließend das Kreuz von oben nach unten sowie von links nach rechts. Dabei sprichst du die Worte: „Im Namen des Vaters, des Sohnes und des Heiligen Geistes. Amen."

Der Satz, der das Besprechen verstärkt, wird also jedes Mal ein Stückchen länger.

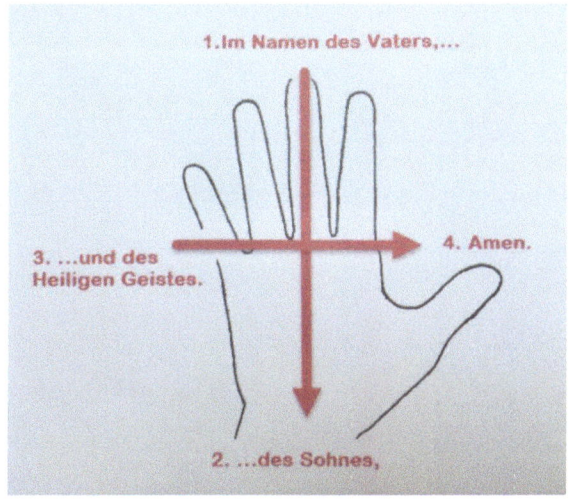

Solltest du dich mit dem Ziehen des Kreuzes überhaupt nicht anfreunden können, dann lass diese Vorgehensweise einfach weg. Es ist zwar die traditionelle Form der Anwendung, doch du bist nicht zwingend daran gebunden. Getreu dem Glauben: des Menschen Wille ist sein Himmelsreich, bin ich davon überzeugt, dass du alles tun kannst, aber nichts wirklich tun musst.

2.2. Die Perlenkette zum Zählen

Damit du beim monotonen Besprechen nicht durcheinander kommst, kannst du dir ein Hilfsmittel basteln. Bewährt hat sich zum Beispiel eine Perlenkette mit 13 Perlen, vier größere und neun kleine. Begonnen wird an einer äußeren Perle. Du hältst die Kette einfach mit der freien Hand fest und ziehst nach jedem Vers mit dem anschließenden Bekreuzigen eine Perle weiter in die Hand. So kommst du nicht durcheinander und bleibst fest im Rhythmus: 3 Verse aufsagen, 1x bekreuzigen, dann wieder 3 Verse usw. Siehe Bild:

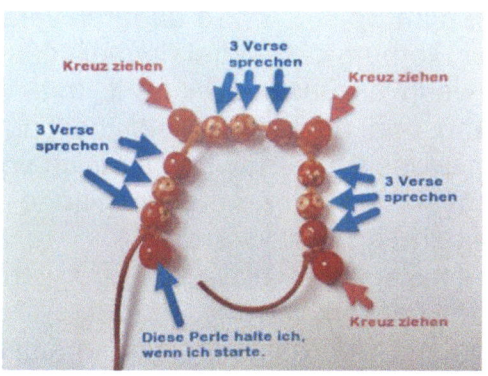

2.3. Traditionelle Hilfsmittel beim Besprechen von Warzen

Einige meiner Kollegen verwenden neben den Versen auch noch Hilfsmittel, die direkt in den Einsatz kommen. Z.B.: Mehl, Nähgarn, Äpfel, Birkenzweig, Kartoffeln und Ähnliches. Traditionell kommen diese ausschließlich bei Warzen zum Einsatz. Ansonsten werden nur die Hände auf oder über die Körperstelle gelegt.

Der eigentliche Gedanke dabei ist, den Besprochenen in das Geschehen mit einzubinden. Es wird gewissermaßen eine Zeitlinie aufgebaut. Wenn das Hilfsmittel (z.B. der Apfel) verrottet ist, sollte auch die Warze weg sein. Die Suggestion, die ebenfalls beim Besprechen im Spiel ist, wird dadurch verstärkt.

Bei mir kommt der Apfel immer dann ins Spiel, wenn es um Kinder geht. Ihre Wahrnehmung und auch ihre Selbstheilung wird stärker angesprochen, wenn sie sich vorstellen können, wie der aufgeschnittene Apfel von Tag zu Tag mehr verrottet.

Manchen Patienten hilft es auch, wenn sie am Ritual beteiligt werden:

Streiche mit der aufgeschnittenen, saftigen Seite des **Apfelviertels** über die Warze, während du die Verse aufsagst. Dieses Viertel wird der Person übergeben mit der Aufforderung, es noch am selben Tag zu vergraben, oder in ein fließendes Gewässer zu werfen.

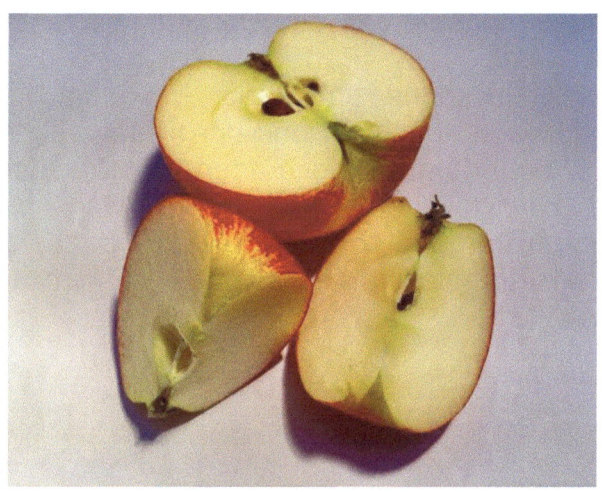

(Ist es der Person nicht möglich, kannst du auch dieses Ritual ausführen)

Andere Variante: Streiche nach jedem Vers mit einem **Birkenzweig** über die Warze und verbrenne ihn anschließend im Ofen oder im Kamin.

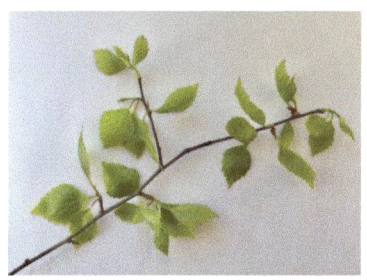

Nimm einen **Baumwollfaden, halte ihn über die Warzen** und mache genauso viele Knoten hinein, wie der Betroffene Warzen hat. Leg den Faden unter ein Fallrohr/Abflussrinne am Haus, in jedem Fall dort, wo es feucht ist und der Faden schnell verrotten kann. Ist der Faden dann tatsächlich verrottet, sollten die Warzen weg sein. Diesen Vorgang solltest du NICHT beobachten. Am besten, du vergisst den Faden anschließend.

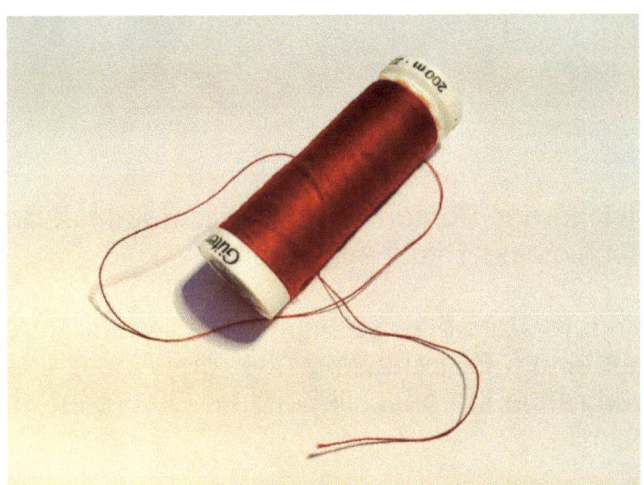

Stäube über die Warze etwas **Mehl**, bevor du mit dem Besprechen beginnst. Den Vorgang ganz normal durchführen. Nach dem Besprechen, dann ans Fenster öffnen oder nach draußen gehen und das Mehl wegpusten.

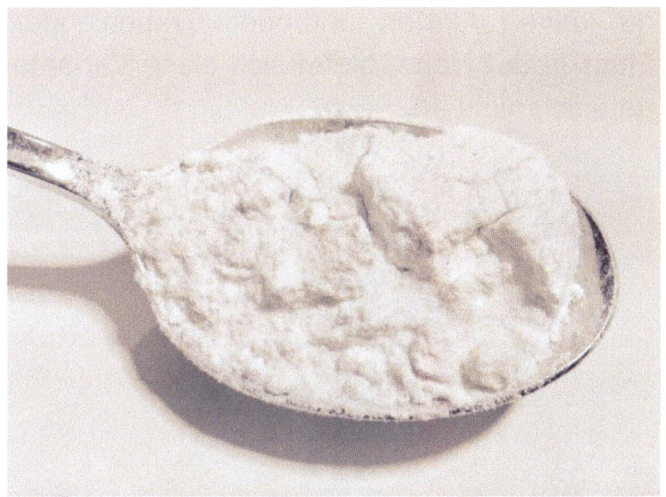

Nimm die Hälfte einer **Kartoffel** und streiche sie über die Warzen. Geh nach dem Besprechen in den Garten und werfe die Kartoffel über die Schulter in einen Graben. Es darf nicht nach ihr gesucht werden. Ist die Kartoffel verrottet, sind auch die Warzen weg. Hast du keinen Garten und/oder Graben oder Fluss in der Nähe, bietet sich diese Variante natürlich nicht an.

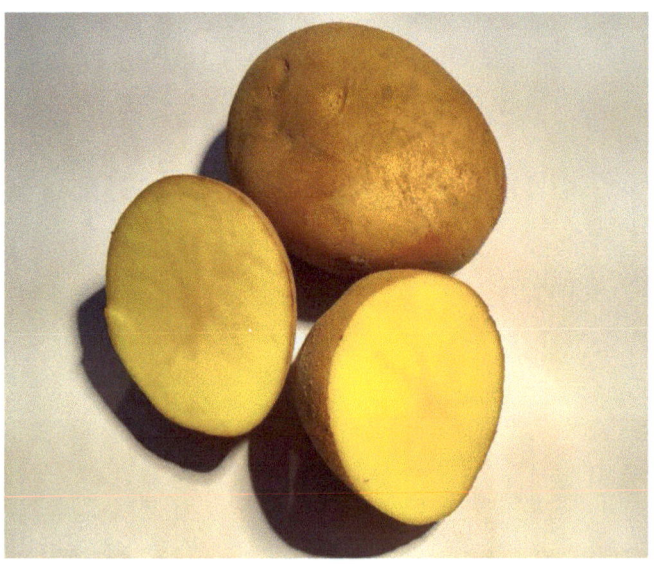

2.4. Wie oft besprechen?

Akute Herausforderungen werden drei Mal besprochen. Möglichst an drei Tagen nacheinander oder drei Mal innerhalb einer Woche. Zwischen dem Besprechen sollte jeweils eine Pause von 24 Stunden liegen.

Bei chronischen Zuständen solltest du von drei Besprechungsterminen im Wochenabstand ausgehen. Allerdings kann diese Regel auch nach Bedarf verändert werden.

Beispiel: Ich habe schon Menschen besprochen, die in unserer Region Urlaub machten und innerhalb einer Woche mehrfach bei mir waren.

Wie oft du tatsächlich besprechen solltest, steht in Abhängigkeit zur Herausforderung (ca. drei bis sechs Mal). Hier gilt: je länger der Zustand andauerte, desto häufiger sollte besprochen werden.

Natürlich gibt es keine Patentlösung für jeden Menschen, der deine Hilfe sucht. Wohl aber wirst du im Laufe der Zeit ein Gefühl dafür entwickeln, wie oft und welche Verse verwendet werden sollten. Das beschriebene Grundmuster empfehle ich dir dabei einzuhalten – drei Mal Besprechen pro Herausforderung. Mehrere Themen solltest du nur dann am gleichen Tag besprechen, wenn sie akut vorliegen. Hat der Patient zum Beispiel eine Nebenhöhlenentzündung, Husten und Fieber gleichzeitig, darüber hinaus aber noch chronische Herausforderungen wie eine Neurodermitis oder Ängste, so besprich diese an weiteren, dafür vereinbarten Terminen.

Je größer die Beschwerden, desto mehr kombinierst du auch Verse miteinander. Ist zum Beispiel eine Hand mit Warzen übersäht, solltest du immer zwei Verse nacheinander sprechen. Hierbei wie vorgegeben verfahren.

Wenn du merkst, dass dein Gegenüber unsicher ist, arbeite etwas intensiver.

Sind es dagegen Menschen, die dich kennen, die schon bei dir waren, oder auf Empfehlung Dritter kommen, ist das Wirken oft leichter. Höre dabei auf dein Bauchgefühl.

Möchte dein Gegenüber noch einmal wiederkommen, solltest du immer zustimmen.

Es geht beim Besprechen darum, deinem Gegenüber auch ein gutes und sicheres Gefühl zu geben, Verständnis zu zeigen und die Hilfe von HERZEN zu geben!

2.5. Mein persönliches Ritual vor und nach dem Besprechen

Vorab werde ich mir darüber im Klaren, dass nicht ich heile, sondern die Heilung nur stellvertretend initiiere. Ich hülle mich gedanklich in weißgoldenes Licht und bitte um Unterstützung für die bestmögliche Hilfe und Heilung, die zum Wohle meines Gegenübers möglich ist. Diese Bitte gebe ich nach oben weiter. Es ist egal, ob du dabei an Gott denkst, eine höhere Macht, das Universum, die Engel oder anderes / weiteres. Wichtig ist, dass du auf die Wirkung vertraust. Ich bedanke mich an dieser Stelle jedes Mal für die permanente Unterstützung und die anschließende Reinigung.

Zusätzlich nutze ich das Impulsprinzip und die Schlüsselinformationen. Das sind zwei von mir entwickelte Methoden, die jede energetische Arbeit intensivieren, verstärken und mich zusätzlich schützen. (Nähere Informationen dazu findest du auf meiner Webseite www.petramoje.de).

Nach dem Besprechen visualisiere ich nochmals das reinigende weißgoldene Licht sowohl für mich als auch für die Räume, in denen ich persönlich besprochen habe.

Wurden längere Gespräche geführt, die bedingt durch die Thematik negativ belegt sind, bitte ich um Transformationen der negativen in positive Energien.

2.6. Was für mich sonst noch wichtig ist

Mondphasen sind für mich unerheblich. Ausnahmen, die ich beachte, habe ich direkt unter den Versen notiert. Einige meiner Kollegen nutzen die Mondphasen wie folgt: Alles was dein Gegenüber „loswerden" möchte, zum Beispiel Warzen, wird bei abnehmendem Mond besprochen. Soll hingegen etwas aufgebaut oder geschlossen werden, zum Beispiel offene Wunden, wird dafür die zunehmende Mondphase genutzt.

Die Gürtelrose und auch andere Formen der „Rose" reagieren normalerweise sehr schnell. Zu beachten ist jedoch, dass die betroffene Körperstelle während des Zeitraums, in dem noch besprochen wird, nicht mit Wasser in Kontakt kommen darf. Ebenso verhält es sich mit Waschlotionen, Reinigungswasser usw. Die besprochene Stelle auch bitte nicht eincremen etc.

Erfahrungsgemäß reagieren gerade Kinder besonders schnell. Beispiel: Die Warze unserer Tochter wurde bereits am dritten Tag „herauskatapultiert".

Tiere können ebenso besprochen werden.

Das Besprechen erfolgt in der Regel ohne, dass Zuschauer anwesend sind. (Ausgenommen sind Begleitpersonen von Kindern).

Generell behält derjenige, der zum Besprechen kommt, die Kleidung an. Ich lasse mir kurz die Körperstelle zeigen und lege dann die Hände auf oder über die bedeckte Region. Diese Handhabung ist auch in hygienischer Hinsicht deutlich einfacher.
Nebenwirkungen tauchen für gewöhnlich nicht auf. Wohl aber kann das Besprechen Reinigungsprozesse auslösen, wodurch z.B. der Urin intensiver riechen könnte. Manchmal entsteht eine wohlige Wärme, ein Kribbeln oder derjenige fühlt sich innerlich tief berührt. Es können auch Tränen fließen oder aber alles bleibt ganz neutral. Manchmal entwickeln sich positive Nebenwirkungen in Form von Verbesserungen oder Heilungen bestimmter Körperregionen oder Organe, die eigentlich gar nicht besprochen wurden.
In alten Zeiten war es üblich nicht darüber zu sprechen, dass man beim Besprechen war. Wie du das handhabst, überlasse ich dir. Mir fällt dazu der Spruch ein: „Des Menschen Wille ist sein Himmelsreich" und genau so sehe ich es mit dem Besprechen. Das, was du zum Gesetz machst, das wird sich auch zeigen. Bist du der Überzeugung, dass eine brennende Kerze den Erfolg steigert, dann

wird es auch so sein. Entscheidend ist, dass du dich mit der Handhabung und Umsetzung wohlfühlen musst. Es gibt also kein richtig oder falsch. Sei authentisch und agiere zum Wohle deines Gegenübers, dann wird alles gut. Behalte im Hinterkopf, dass die Hilfsmittel nur den Akt des Besprechens verstärken, weil du und/oder der Besprochene daran glauben, weil es euch eine Hilfe ist, zu sehen, wie sich etwas verändert oder weggepustet wird.

Besprich nur, wenn du selbst gesund bist.

Oftmals höre ich von Menschen, die so intensiv besprechen, dass sie sich anschließend kraftlos und ausgelaugt fühlen. In meinen Augen machen sie etwas falsch. Denn ein universelles Gesetz besagt, dass man dort, wo man gibt, auch etwas zurückbekommt. Meistens sogar in doppelter oder dreifacher Form. Wenn du also besprichst, solltest du generell genug Energie zur Verfügung haben, um dein Leben voller Elan gestalten zu können.
Falls du selbst krank bist, gönne dir lieber ein paar freie Tage!

2.7. Besprechen auf Distanz – Meine Erfahrungen und Empfehlungen

Das klassische Besprechen erfolgt im persönlichen Kontakt.

In Zeiten der Globalisierung ist es aber nicht verwunderlich, dass auch der Bedarf des Besprechens auf Distanz deutlich zunimmt. Dieser Anteil macht bei mir inzwischen 90 % aus.

Während meiner quantenphysikalischen Ausbildung habe ich verstanden, dass allein der Gedanke ausreicht, um Veränderungen zu generieren.

Für gewöhnlich nehmen die Menschen per Telefon den Kontakt zu mir auf. Somit habe ich den Namen und einen Bezug zur Stimme. Mir reicht das völlig aus. Wir besprechen die Einzelheiten, Vorgehensweise, vereinbaren einen Termin und ich lege wie vereinbart los. Nur in seltenen Fällen lasse ich mir ein Foto schicken. Es könnte dann sein, dass es für ein Kind ist, mit dem ich nicht selbst gesprochen habe, oder es um eine Person geht, die im Krankenhaus liegt. Hier ist mir für das Besprechen als „Fernleitung" ein Bild angenehm. Doch es ginge auch ohne.

Wie gesagt, des Menschen Wille ist sein Himmelsreich.

In der praktischen Umsetzung ist es sehr simpel. Gedanklich verkleinere ich den Menschen und setze ihn auf meinen Schoss. Meine Hände gehen dann an das zu besprechende Körperteil und alles andere erfolgt genauso, wie beschrieben.

Viele Menschen möchten mich zum besagten Termin anrufen, um sich zu versichern, dass der vereinbarte Zeitpunkt meinerseits auch eingehalten wird. Deshalb nutze ich neben dem Telefon auch Skype. Für das eigentliche Besprechen ist es aber nicht erforderlich.

Haben wir einen Termin vereinbart und nicht telefoniert, lasse ich mir gern nach dem Besprechen eine Rückmeldung von meinem entfernten Gegenüber geben. Hierbei höre ich ganz oft, dass die Wirkung deutlich spürbar war.

2.8. Geben und Nehmen

Einer meiner Leitsätze ist: „Das was ich gebe, erhalte ich in doppelter oder dreifacher Form vom Universum zurück."

Das Leben besteht aus Geben und Nehmen. Über dieses Thema solltest du dir Gedanken machen, denn nach dem Besprechen wirst du gefragt werden, ob und was du dafür bekommst. So kannst du dich nach alter Tradition beschenken und überraschen lassen und dann mit dem im Frieden sein, was dir gegeben wurde. Verlangst du hingegen Geld, machst du Gewinne und wirst steuerpflichtig. Mehrfach fand ich auf Preislisten von Heilpraktikern folgende Tendenz: Erwachsene 40 – 50 Euro, Kinder 20 – 30 Euro pro Termin.

Da du dir über die Arbeit auf Distanz keinen persönlichen Eindruck der Lebensumstände verschaffen kannst, verweise ich oft auch bei der Frage nach dem Honorar darauf, ein uraltes „Handwerk" zu betreiben. Entsprechend bitte ich um Überweisung für meine Tätigkeit. Es obliegt deiner Verantwortung, wofür du dich entscheidest – höre hierbei auf dein Herz.

Ausnahmen bestätigen die Regeln – dürfen aber nicht eingefordert werden:

Wenn z.B. eine alleinerziehende Mütter mit ihrem Kind zu mir kommt und ich sehe, dass es finanziell knapp ist, dann reagiere ich folgendermaßen: „Beschenken Sie mich, mit einem selbstgebackenen Kuchen oder pflücken Sie im Sommer einen Blumenstrauß auf der Wiese für mich."

3. Die Verse

1. Glückliche Wunden,
glückliche Stunden.
Glücklich ist der Tag,
an dem Jesus Christus geboren ward.

Jegliche Wunden.

Ein Allround-Vers – er kann zusätzlich zu allen weiteren Versen genutzt werden.

2. Wie selig ist der Tag,
wie selig ist die Wunde, die Stunde.
Wie selig sag ich,
dass du sollst nicht bluten noch schwören,
nicht wehe tun, noch zehren.

Schmerzen, Blutstillen.

Raum für eigene Notizen:

3. Gicht wie Geschicht',
wie das Evangelium spricht.
Geh' heraus aus dem Kopfe,
geh' heraus aus allen Gliedern,
bring dem Menschen die Gesundheit wieder.

Rheuma, Gicht, entzündliche Gelenkbe-
schwerden.

4. Schmerz, Entzündung, Juckreiz geh' ein,
werde nicht hart wie ein Stein,
nimm ab wie der Tod im Grab.

Schmerzen, Entzündungen im Bereich der
Haut und Gelenke, Neurodermitis, Arthritis
Nebenhöhlenentzündungen, Juckreiz, Hus-
tenreiz, Bronchitis, Asthma, Halsschmerzen.
Bei Grippe in Kombination mit Vers Nr. 21
anwenden.

Raum für eigene Notizen:

5. Verstocke, verstumme,
du frische Wunde,
wachse zusammen, Fleisch und Bein;
dass es hart werde wie ein Stein.

*Wunden aller Art, Knochenbrüche, Akne,
Entzündungen, Furunkel, Pickel, Blutungen,
Menstruationsbeschwerden, Durchblutungs-
störungen.*

6. Jesus' Wunden stehen offen, unverbun-
den.
Sie bluten nicht,
sie schwellen nicht,
sie tun auch nicht weh.

*Akne, Furunkel, Wundheilung, Knochenbrü-
che, Blutungen stillen, Menstruationsbeschwerden, Schmerzen.*

Raum für eigene Notizen:

| |
| |
| |
| |
| |

7. Was kränkelt und weint,
verbannt sein soll's aus Mark und Bein.

Gelenkbeschwerden, Sehnenscheidenent-
zündungen, Knochenschmerzen, Phantom-
schmerz.

8. Ich geh in Jesu' Gärtelein,
da stehen drei schöne Blümelein.
Eine heißt Parille, Jesus Wille
und Blut steh' stille.

Blutstillen, Wundheilung allgemein.

9. Du sollst nicht schwellen.
Du sollst nicht quellen.
Rein wie das Wort Gottes sollst du sein.

Schwellungen, Prellungen, Verstauchungen,
Sehnenscheidenentzündungen.

Raum für eigene Notizen:

10. Antoniusfeuer brennt überall,
so auch in meinem Stall.
Ich spreche dich an
und jage dich fort,
geh' schnell an einen and'ren Ort.

Allergische Reaktionen der Haut, Hautaus-
schlag, Nesselsucht, Wund-Sein der Haut,
Venenentzündungen.

11. Heilige Atisha
heilt Wunden und Schmerz,
das Böse zur Hölle,
das Gute ins Herz.

Zum Wohlfühlen, Schutz vor bösen Geistern,
Alpträume, Angstzustände, Trauer, Depres-
sionen, Psychosen.
Dieser Vers ist eine gute Ergänzung zu allen
weiteren Versen. Ich verwende ihn gern als
erstes, bevor ich spezielle Themen bespre-
che.

Raum für eigene Notizen:

12. Maria hat drei Töchterlein.
Die erste nahm sich Gras vom Feld.
Die zweite nahm sich Laub vom Baum.
Die dritte nahm .... aus dem Kopf.
(den Gedanken etc.)

Gegen Ängste, Unsicherheiten, Nervosität, alltägliche Herausforderungen.

Raum für eigene Notizen:

| |
| |
| |
| |
| |

13. Heilige Anargiri des Jesus Christus,
erste Ärzte oder Menschheit.
Ihr habt so viele Menschen geheilt,
bitte schenkt mir …. (ihr/ ihm) auch Heilung
und befreit mich (sie/ihn) vom…… (z. B. „Bösen Blick").
Im Namen des Vaters, des Sohnes und des
Heiligen Geistes.
Schick bitte jede negative Energie fort in die
wilden Berge,
die niemand betreten hat,
da wo kein Hahn singt,
keine Henne kikiritzi,
da wo kein Gebäck für Kinder gebacken
wird.
Der Wind hat den bösen Blick (Neid, Missgunst etc.) gebracht,
der Herr Jesus Christus nimmt sie. Amen.

Den letzten Satz drei Mal sagen und dabei
das Kreuz ziehen. Das Ganze neun Mal auf-
sagen.
Böser Blick, negative Beeinflussung, Wut,
Zorn, Neid, Missgunst, Machtmissbrauch,
Schwarzmagie.

Raum für eigene Notizen:

14. Dunkle Hekate
Venus so hell,
treib' aus das Böse
und Licht bring' schnell.

Albträume.

15. Schmerz in der Nacht
und Kummer am Tag,
Abrakadabra zu heilen vermag.

Schmerzen, Kummer, Sorgen.

16. Das dauernde Licht
dich im Schlafe wiege.
Sei wohl bekannt,
dass in dir nur Friede liege.
Gesegnet sei du Schlaf.

Schlafstörungen.

Raum für eigene Notizen:

17. Nimm den Bock hinweg,
vor dem Herrn und nach Jesus,
Maria in alle Zeit.

Blockaden, Erbkrankheiten mildern, Negative Gedanken, Energetische und emotionale Blockaden, Belastungen, Stress, Erschöpfung, Verwünschungen, Flüche, böse Geister.

Raum für eigene Notizen:

| |
| |
| |
| |
| |

18. Lieber guter barmherziger himmlischer Vater,

im Namen Jesus Christus bitte ich dich für alle teuflischen Wesen und Energien,

die sich im Raum (Haus, Garten, etc.) befinden,

oder von der Ursprungsseele ausgehend an … (hier den Namen der zu besprechenden Person sagen) …hängen, oder Hypnose und andersartige Beeinflussung ausüben,

erlöse sie von allem Übel.

Lasse ihnen einen Strahl deiner göttlichen Gnade zukommen

und durchströme sie mit deiner göttlichen Liebe,

damit sie in ihrer Entwicklung fortschreiten können

und löse alle niederen Geistwesen in deinem Licht auf.

Dein Wille geschehe. Amen.

Befreiungsgebet, Beeinflussung anderer negativen Energien, Machtmissbrauch, Dämonen, übergriffige Handlungen, Schwarzmagie, Trauma.

Raum für eigene Notizen:

| |
| |
| |
| |
| |

19. Maria legt den Mantel um.
Sie geht voran,
sie schützt und liebt.

Allgemeiner Schutz für Kinder, Schutz auf Reisen.

20. Das süße und das saure Blut
liefen beide an den Strand.
Das saure Blut legte sich an den Strand
und ward verbrannt.
Das süße Blut ging in den See
und lief gesund zurück.

Entgiftung des Körpers, bei übersäuertem Blut, Gicht, Rheuma, Diabetes, Krebserkrankungen, dicker „Schädel" nach Alkohol – Kater.

Raum für eigene Notizen:

| |
| |
| |
| |
| |

21. Der Herr Jesus zog übers Land
was trug er in der Hand? Feuer und Brand.
Feuer, du sollst nicht spritzen.
Feuer, du sollst nicht schwitzen.
Alle werden's sehn:
Am nächsten Tag wirst du vergehen!

Fieber.

22. Kreuzweh oh weh, oh weh,
schmelze dahin wie der Schnee.
Werde zum Traum,
und dann zu Schaum.

Jegliche Rückenschmerzen, Beschwerden an der Wirbelsäule, Bandscheibenprobleme, Hexenschuss.

Raum für eigene Notizen:

| |
| |
| |
| |
| |

23. Ich, der große Manjushri,
alle stehen hinter mir.
Ich streichle mit milder Hand die Wunde,
mit nasser Hand das Herz,
mit kalter Hand den Schmerz.

*Starke und chronische Schmerzen, Migräne,
Nervenschmerzen, Wundschmerzen, Herz-
rasen, Angina Pectoris, Herzinsuffizienz,
Blutdruck, zu niedrig, zu hoch, Beklemmun-
gen um Herz.*

24. Du zitterst wie ein Aal,
das Leben wird zur Qual,
der Schaum vor diese, Mund,
geh weg und bleib auf dem Grund.

Epilepsie, Parkinson.

Raum für eigene Notizen:

25. Ibsch schkont pschischwa

(Wie geschrieben bitte aussprechen)
Blutschwämme bei Kleinkindern, Muttermale bei Kleinkindern.
Hier benötigst du eine Windel mit Urin. Diese wird mit der urinbenetzten Seite über die zu besprechende Körperstelle beim Besprechen gestrichen.
Drei Mal in einer Woche und danach zusätzlich drei Mal im Abstand von einer Woche.
Immer eine neue Windel mitbringen lassen.
Die besprochene Stelle sollte am Tag des Besprechens nicht gewaschen werden!

26. Klumpen an Grinsel,
werdet klein und fein,
schrumpft ein
und werdet nimmer sein.

Hämorrhoiden, Krampfadern, Blutgerinnsel.

Raum für eigene Notizen:

| |
| |
| |
| |
| |

27. Es gingen drei reine Jungfrauen,
sie wollten eine Geschwulst und Krankheit
beschauen.
Die eine sprach: Es ist Heisch.
Die andere Sprach: Es ist nicht,
so kommt unser lieber Herr Jesus Christ.

Tumore, Geschwüre.

28. Tumor fang' die Sonne ein
und schrumpfe zusammen.
Bleibe stehen auf diesem Punkt
und lass dich nicht mehr sehen.

Tumore, Geschwüre, Myome, Zysten, Haut-
krebs.

Raum für eigene Notizen:

| |
| |
| |
| |
| |

29. Der Mond nimmt zu,
das Wasser nimmt ab.

Ödeme, Lymphstau, Bauchwassersucht, Wasser in den Beinen, Armen, Händen etc. Achtung: Drei Mal innerhalb einer Woche bei ZUnehmendem Mond.

Bei Bettnässen drei Mal innerhalb einer Woche bei ABnehmendem Mond.

30. Herr, lass' diesen Brand
wallen in Wasser
oder in Sand,
nicht in das gesunde Fleisch.

Verbrennungen.

Raum für eigene Notizen:

31. Brand geh' in den Sand,
geh' in die See,
tu nimmer, nimmer weh.

Insektenstiche, Bienen, Wespen etc., Bisse von Schlangen und Skorpionen, Nesselsucht, Kontaktekzem durch Quallen, Allergien allgemein, Verbrennungen, Sonnenbrand.

32. Der heilige Lorenz lag auf dem Rost.
Da kam der Herr und gab ihm Frost.
Er kommt mit seiner heiligen Hand
und bläst ihm den heißen und kalten Brand.

Verbrennungen, Erfrierungen, hohes Fieber, Untertemperatur.

Raum für eigene Notizen:

33. Kolik, werde gut,
ich beschwöre dich beim heiligen Blut,
du darfst sie / ihn nicht quälen bis zum Grab,
so wahr der Herr seinem Sohn das Leben
wiedergab.
Im Namen des Lichts.

Koliken, Bauchkrämpfe, Bauchschmerzen,
Magenschleimhautentzündung, Sodbrennen
in Kombination mit Vers Nr. 20.
Mit der Hand beim Besprechen über den
Bauch streichen.

34. Hast du dich verfangen vom Wasser,
dann hilft dir der himmlische Vater.
Hast du dich verfangen vom Futter,
dann hilft dir die himmlische Mutter.
Hast du dich verfangen vom Wind,
dann hilft dir das himmlische Kind.

Verdauungsstörungen, Erbrechen, Durchfall,
Magen-Darm-Erkrankungen und −Viren, Ma-
genschleimhautentzündungen.

Raum für eigene Notizen:

35. Ich befehle dir, Wurm, der du dich im Fleische befindest,
mag es von dir einen, mag es zweie geben,
wie viele es auch immer von dir geben mag,
im Namen des Vaters und des Sohnes und des Heiligen Geistes,
bei Jesus von Nazareth, der in Bethlehem geboren ward,
im Jordanflusse getauft, in Jerusalem gemartert wurde,
auf dem Ölberg in den Himmel fuhr,
dass du nie wieder von des Mannes oder des Weibes Fleisch essest
und nie wieder vom Blut trinkest.

Würmer, Parasiten, Tropenerkrankungen.

Raum für eigene Notizen:

36. Petrus und Jesus fuhren aus gen Acker,
ackerten 4 Furchen,
ackerten auf drei Würmer,
der eine ist schwarz,
der dritte ist rot,
da sind alle Würmer tot.
der andere rot.

Würmer bei Menschen und Tieren.

37. Schwarze dunkle Wolken
sollen gehen in die Berge und Wald,
dass die Engelchen machen die Grenze
und nehmen die Wolke von unserem Dorf.

*Gewitter, Sturm, Unwetter, starke Tiefdruck-
gebiete.*

Raum für eigene Notizen:

38. Die Flechte (Warze) und der Flieder,
die beiden tun sich fechten.
Der Flieder gewinnt,
die Flechte (Warze) verschwind'.

Flechten, Warzen.

39. Zeit sie kommt, Zeit sie geht,
das Gute bleibt, das Böse geht.

Warzen, Furunkel, Entzündungen, Fußpilz,
Nagelpilz.

40. Warze, Warze weiche,
reit' auf einer Leiche,
auf dem Fluss der Zeit davon.
Im Namen des Vaters (pusten),
des Sohnes (pusten)
und des Heiligen Geistes (pusten).

Warzen, Flechten, Fußpilz, Nagelpilz.

Raum für eigene Notizen:

| |
| |
| |
| |
| |

41. Frene, frene, dorra weg,
frene, frene dorra weg,
im Namen des Vaters, des Sohnes und des
heiligen Geistes.

Warzen, Flechten.

42. Zick Zack Zeck - die Warz' ist weg.

Warzen, Fußpilz, Nagelpilz.
Mache dies am offenen Fenster mit einer
Handbewegung, als würdest du die Warze
herausziehen und aus dem Fenster werfen.

43. Was ich sehe, das vergehe.
Was ich streiche, das erweiche.
Warzen vergehen.

Handwarzen, Dornwarzen, Feigwarzen, My-
ome, Zysten.

Raum für eigene Notizen:

44. Warze weg,
Knüddel weg.
Warze weg und Haut ist rein.
Warze weg und bleib daheim.
Im Namen des Vaters (pusten statt Kreuz),
des Sohnes (pusten statt Kreuz)
und des Heiligen Geistes (pusten statt
Kreuz). Amen.

Alle Warzen!

45. Was vom Himmel ist behüte,
was ich drücke das vergehe.

Hühneraugen.

46. Die Flugasche und die Flechte,
flogen beide über's Meer...
Die Flugasche kam wieder,
die Flechte nimmer mehr.

*Schuppenflechte, Neurodermitis, jede
schuppenartige / trockene Hauterkrankung.*

Raum für eigene Notizen:

47. Zu Jerusalems Damm steht ein Rosen-
baum.
Der Baum, er blüht nicht, er trägt nicht.
So sollst du Rose nimmermehr blühen noch
tragen.

Gürtelrose.

48. Die Mutter Gottes zog übers Land,
drei Rosen in der Hand.
Die erste weiß,
die zweite rot,
die dritte war der Tod.

*Herpes (alle Arten), Gürtelrose, Gesichtsro-
se, Lippen- & Genitalrose, Pfeiffersches Drü-
senfieber, Windpocken, Frauenleiden von
Brust bis Zyste.*

Raum für eigene Notizen:

| |
| |
| |
| |
| |

4. Anwendungsbereiche von A – Z

4.1. Welche Verse du wofür nutzen kannst

Die Ziffern hinter den Symptomen zeigen die Versnummer auf, mit der du besprechen kannst:

4.2. Das Individualisieren der Verse

Wie bereits gesagt: „Des Menschen Wille ist sein Himmelsreich!"
Generell ist also alles möglich. Scheue dich nicht und probiere es aus! Sei bei der Umsetzung klar und sicher, dann funktioniert es.

Beispiel:
Die FLECHTE und der Flieder, die beiden tun sich fechten.
Der Flieder gewinnt, die Flechte verschwind.

Die WARZE und der Flieder, die beiden tun sich fechten.
Der Flieder gewinnt, die Warze verschwind.

Anstelle der Flechte wurde die Warze eingesetzt.

Beispiel:
Was ich sehe, das vergehe.
Was ich streiche, das erweiche.
Warzen vergehen.

Was ich sehe, das vergehe.
Was ich streiche, das ist fort.
Entzündungen (etc.) vergehen.

5. Zu guter Letzt

Unsere Gerätemedizin, Wissenschaft und Technik lassen uns schnell glauben, in einer Abhängigkeit zu stehen. Dabei haben wir wirksame Alternativen und es sind oft die simplen Dinge, die besonders wirksam sind.
Es liegt mir fern, die Medizin oder Wissenschaft zu kritisieren. Vielmehr möchte ich das Wissen und die Handhabung vermitteln, einfach und doch hoch wirksam für dich selbst und für andere, ohne jeglichen Aufwand aktiv zu werden: für das eigene Wohlbefinden, die Gesundheit und das Regenerieren. Es ist leichter, als wir denken, uns und anderen etwas Gutes zu tun. Die Möglichkeiten hierfür liegen in unseren Händen und in diesem besonderen Fall - im Besprechen.
Das Besprechen ersetzt keinen Arzt oder Heilpraktiker.
Es kann zusätzlich zur Therapie zum Einsatz kommen.

Im Mittelalter hätte man dich bei der Ausübung des Besprechens verbrannt. Heute darfst du es genießen - viel Freude daran, dich selbst und andere zu besprechen.

Ich wünsche dir von Herzen gutes Gelingen!
Petra Moje

66

5.1. Die Autorin – Petra Moje

Viele Leser werden mich aus einem ganz anderen Umfeld kennen. Seit Jahrzehnten begleite ich Entscheidungsprozesse und habe Schlüsselinformationen und verschiedene Coaching-Techniken für den Bereich „Business" entwickelt. Neben meiner langjährigen Arbeit als Business-Trainerin habe ich auch die Heilpraktikerprüfung und einen Bachelor in Psychoinformatiologie abgelegt. Seit Beginn meiner Selbständigkeit vor rund 30 Jahren spielte immer schon ein ganzheitlicher Ansatz eine wichtige Rolle. Diese Grundgedanken und Erfahrungen begleiten mich seit vielen Jahren:

„Wissen ist Allgemeingut und sollte nicht nur einigen Wenigen zur Verfügung stehen.

„Oftmals sind es die kleinen Dinge, die große Wirkung tragen.

Jeder! kann „Wunder" erwirken – beruflich und privat.

Eine zuvor nicht diagnostizierte Erkrankung löste bei mir eine schwere gesundheitliche Krise aus. Mein Gedanke war, das Wissen ums Besprechen darf nicht verloren gehen! Somit schrieb ich dieses Buch, innerhalb von

14 Tagen, in dem Glauben, das Zeitliche bald zu segnen.

Mit allen Sinnen nach der eigenen Erfüllung, nach dem Sinn und der persönlichen Lebensführung suchen, das umfasst auch Wahrnehmungen, die wir alle in uns tragen, aber im Alltag oft unterdrücken.

Auch in diesem Buch, in dem es um das Besprechen geht, muss sich jeder ganz persönlich auf die eigenen Stärken besinnen. Ganz bewusst habe ich die überlieferten Verse in ihrer ursprünglichen Form gelassen, denn es ist dieses „alte Wissen", das wir seit vielen Generationen in uns tragen und die Kraft dieser Worte ist bis heute ungebrochen.

Der Weg zum eigenen Lebensglück setzt unter anderem auch das Vertrauen in die eigenen Fähigkeiten voraus. Das Wissen darum, wozu wir in der Lage sind, stärkt uns in allen Lebensbereichen. Wer viel in sich trägt, der kann anderen auch viel geben. Mit dem Wissen um die Techniken des Besprechens bekommst du einen ersten Eindruck deiner eigenen Kraft.

Petra Moje – Coach, Autorin, Speaker

Petra Moje führt heute eine unabhängige Internatsberatung für Eltern und Schüler auf der Suche nach dem idealen – „Wohlfühl-Internat".

Sie ist Spezialistin für komplexe Entscheidungen - beruflich & privat. Genau dann, wenn Pro & Contras nicht mehr ausreichen. Wenn die Situation unüberschaubar ist, noch Aspekte im Verborgenen schlummern und ein Bauchgrummeln verursachen. Genau das holt sie ans Tageslicht. In kürzester Zeit. So treffen die Klienten ihre Entscheidung sicher und richtig. Auf den Punkt.

www.petramoje.de

Ihrer Herzensaufgabe dem Besprechen geht Petra Moje weiterhin nach. Termine können unter info@petramoje.de vereinbart werden.

Für Fragen findest du die
„Besprechen lernen – Buchseite"
bei Facebook:
https://www.facebook.com/Besprechenlernen

Petra Moje, im November 1965 geboren, verheiratet, Mutter zweier erwachsener Töchter und lebt in Buxtehude.

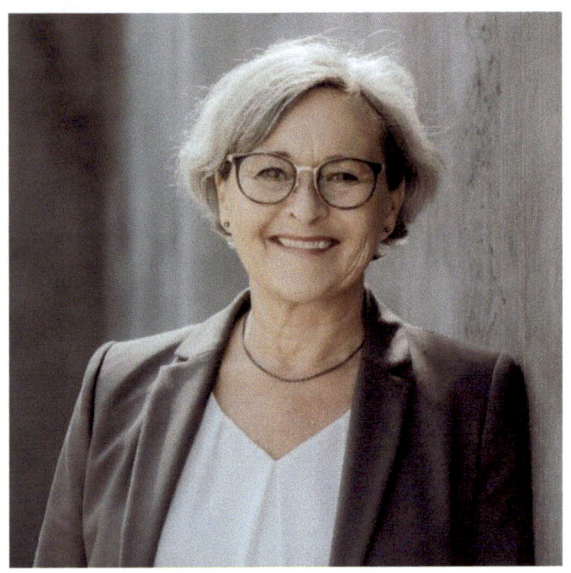

Petra Moje ist Expertin für Entscheidungen und Selbst-Coaching-Tools &. Sie greift auf zahlreiche Aus- und Fortbildungen, 30 Jahre Erfahrung und über 500 Techniken, Methoden und Varianten zu:

* Internationale Tätigkeit als Hotelfachfrau: Anpassung von Qualitätsmanagement und Standards in gehobener Gastronomie und auf Kreuzfahrtschiffen
* Selbstständigkeit seit 1991

* Inhaberin eines Fitness-Wellness Studios
* Ausbildung zur
  Heilpraktikerin & Sportheilpraktikerin
* Ausübung der Naturheilkunde in eigener
  Praxis
* Ausbildung zur Business-Trainerin & zum
  Business-Coach
* Ausbildung zur Dipl. Psychoinformatiologin
  / Bachelor of Psychoinformatiology
* Intern. PSY-I.T. Expertin & Trainerin

* Aus- und Weiterbildungen zu den Themen:
  - Entscheidungen sicher treffen
  - gesunde Leistungsfähigkeit
  - naturheilkundliche / alternative Heilme-
    thoden
  - Hochbegabung & Hochsensibilität
  - Mentaltechniken
  - Hypnose & Remote Viewing
  - Geistheilung & Channeling
  - Persönlichkeitsentwicklung
  - Bewusstwerdung
  - Spirituelle Intelligenz

Seminare, Webinare und Vorträge zu den
Themen:
* Selbstcoaching-Tools
* Entscheidungsfähig sein & bleiben
* Gesunde Leistungsfähigkeit

* Bewusstsein & Spirituelle Intelligenz im Business: Arbeite bewusst, nicht hart!
* Psychoinformatiologie – PSY-I.T.
  - Internationale PSY-I.T. Fortbildungen
  - PSY-I.T. - Der Mensch und seine Möglichkeiten im dritten Jahrtausend
  - Das (r)evolutionäre System für Selbstbestimmung, Glück, Erfolg und ein angenehmes langes Leben!
* Mit der Angst per DU sein, so kriegst du sie in den Griff!
* Schlüsselinformationen für mehr Erfolg, Vitalität und ansteckende Lebensfreude

Entwicklerin der Methode:
* Sofort-JA-NEIN-Technik

Diese von ihr entwickelte Methode unterstützt Menschen, sich sicher und schnell auf JA-NEIN-Fragen / Antworten verlassen zu können.

Nähere Informationen erhältst du unter: info@petramoje.de

Die Webseite von Petra Moje findest du unter: www.petramoje.de

Sofort-JA-NEIN-Technik
Die schnellste Technik um eine JA-NEIN-Frage zu klären!

Du kannst dich nicht zwischen JA und NEIN entscheiden? Dieses ständige hin- und her nervt und verunsichert dich? Alle Eventualitäten kreisen im Kopf und rauben dir den Schlaf?
Sei wieder Herr oder Frau deiner Lage, ohne auf unterschiedlichste Ratgeber angewiesen zu sein!
Finde mit der Sofort-JA-NEIN-Technik sichere Antworten auf geschlossene Fragen - / JA-NEIN-Fragen.

Die Petra Moje – Sofort-JA-NEIN-Technik klärt dein Anliegen innerhalb von Sekunden!

Mit der Sofort-JA-NEIN-Technik erhältst du sofort ein klares JA oder NEIN.
Schnell, unkompliziert und sicher!

Die benannte Technik erhältst du auf Anfrage unter info@petramoje.de

Weitere Bücher erscheinen in 2021:

Entscheiden lernen – Ein Leitfaden & Arbeitsbuch für klares und sicheres Entscheiden

Loslassen lernen – Unterstützung und Wegbereitung für Mütter mit Empty-Nest-Syndrom.